中医临床必读丛书重刊

理虚元鉴

明·汪绮石 撰

谭克陶 周慎 整理

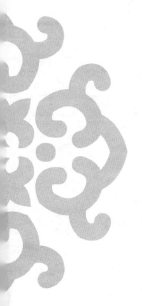

U0284362

人民卫生出版社

·北京·

图书在版编目（CIP）数据

理虚元鉴 /（明）汪绮石撰；谭克陶，周慎整理
. —北京：人民卫生出版社，2023.3
（中医临床必读丛书重刊）
ISBN 978-7-117-34504-0

Ⅰ.①理… Ⅱ.①汪…②谭…③周… Ⅲ.①虚劳—
中医治疗法—中国—明清时代 Ⅳ.①R255.5

中国国家版本馆 CIP 数据核字（2023）第 032912 号

人卫智网　www.ipmph.com	医学教育、学术、考试、健康，	
	购书智慧智能综合服务平台	
人卫官网　www.pmph.com	人卫官方资讯发布平台	

中医临床必读丛书重刊
理虚元鉴
Zhongyi Linchuang Bidu Congshu Chongkan
Lixu Yuanjian

撰　　　者：明·汪绮石
整　　　理：谭克陶　周　慎
出版发行：人民卫生出版社（中继线 010-59780011）
地　　　址：北京市朝阳区潘家园南里 19 号
邮　　　编：100021
E - mail：pmph @ pmph.com
购书热线：010-59787592　010-59787584　010-65264830
印　　　刷：北京市艺辉印刷有限公司
经　　　销：新华书店
开　　　本：889×1194　1/32　印张：3.25
字　　　数：50 千字
版　　　次：2023 年 3 月第 1 版
印　　　次：2023 年 5 月第 1 次印刷
标准书号：ISBN 978-7-117-34504-0
定　　　价：20.00 元
打击盗版举报电话：010-59787491　E-mail：WQ @ pmph.com
质量问题联系电话：010-59787234　E-mail：zhiliang @ pmph.com
数字融合服务电话：4001118166　E-mail：zengzhi @ pmph.com

重刊说明

中医药学是中华民族的伟大创造,是中国古代科学的瑰宝,也是打开中华文明宝库的钥匙,为中华民族繁衍生息做出了巨大贡献,对世界文明进步产生了积极影响。中华五千年灿烂文化,"伏羲制九针""神农尝百草",中医经典著作作为中医学的重要组成部分,是中医药文化之源、理论之基、临床之本。为了把这些宝贵的财富继承好、发展好、利用好,人民卫生出版社于2005年推出了《中医临床必读丛书》(简称《丛书》)(105种),随后于2017年推出了《中医临床必读丛书》(典藏版)(30种),丛书出版后深受读者欢迎,累计印制近900万册,成为了中医药从业人员和爱好者的必读经典。

毋庸置疑,中医古籍不仅是中医理论的基础,更是中医临床坚强的基石,提高临床疗效的捷径。每一位中医从业者,无不是从中医经典学起的。"读经典、悟原理、做临床、跟名师、成大家"是中医成才的必要路径。为了贯彻落实党的二十大报告指出的促进中医药传承创新发展和《关于推进新时代古籍工作的意见》要求,传承中医典籍精华,同时针对后疫情时代中医药在护佑人民健康方面的重要性以及大众对于中医经典的重视,我们因时因势调整和完善中医古籍出版工作,因此,在传承《丛书》原貌的基础上,对105种图书进行了改版,推出《中医临床必读丛书重刊》(简称《重刊》)。为了便于读者阅读,本版尽量保留原版风格,并采用双色印刷,将"养生类著作"单列,对每部图书的导读和相关文字进行了更新和勘误;同时邀请张伯礼院士和王琦院士为《重刊》作序,具体特点如下:

1. 精选底本,校勘严谨 每种古籍均由各科专家遴选精善底本,加以严谨校勘,为读者提供精准的原文。在内容上,考虑中医临床人员的学习需要,一改过去加校记、注释、语译等方式,原则上只收原文,不作校记和注释,类似古籍的白文本。对于原文中俗体字、异体字、避讳字、古今字予以径改,不作校注,旨在使读者在研习之中渐得旨趣,体悟真谛。

2. 导读要览,入门捷径 为了便于读者学习和理解,每本书前撰写了导读,介绍作者生平、成书背景、学术特点,重点介绍该书的主要内容、学习方法和临证思维方法,以及对临床的指导意义,对书的内容提要钩玄,方便读者抓住重点,提升学习和临证效果。

3. 名家整理,打造精品 《丛书》整理者如余瀛鳌、钱超尘、郑金生、田代华、郭君双、苏礼等大部分专家都参加了我社20世纪80年代中医古籍整理工作，他们拥有珍贵而翔实的版本资料，具备较高的中医古籍文献整理水平与丰富的临床经验，是我国现当代中医古籍文献整理的杰出代表，加之《丛书》在读者心目中的品牌形象和认可度，相信《重刊》一定能够历久弥新，长盛不衰，为新时代我国中医药事业的传承创新发展做出更大的贡献。

主要分类和具体书目如下：

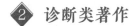 经典著作

《黄帝内经素问》　　　《金匮要略》

《灵枢经》　　　　　　《温病条辨》

《伤寒论》　　　　　　《温热经纬》

② 诊断类著作

《脉经》　　　　　　　《濒湖脉学》

《诊家枢要》

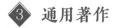 通用著作

《中藏经》　　　　　　《三因极一病证方论》

《伤寒总病论》　　　　《素问病机气宜保命集》

《素问玄机原病式》　　《内外伤辨惑论》

《儒门事亲》　　　　　《石室秘录》

《脾胃论》　　　　　　《医学源流论》

《兰室秘藏》　　　　　《血证论》

《格致余论》　　　　　《名医类案》

《丹溪心法》　　　　　《兰台轨范》

《景岳全书》　　　　　《杂病源流犀烛》

《医贯》　　　　　　　《古今医案按》

《理虚元鉴》　　　　　《笔花医镜》

《明医杂著》　　　　　《类证治裁》

《万病回春》　　　　　《医林改错》

《慎柔五书》　　　　　《医学衷中参西录》

《内经知要》　　　　　《丁甘仁医案》

《医宗金鉴》

◆4 各科著作

(1)内科

《金匮钩玄》　　　　　《张氏医通》

《秘传证治要诀及类方》　《张聿青医案》

《医宗必读》　　　　　《临证指南医案》

《医学心悟》　　　　　《症因脉治》

《证治汇补》　　　　　《医学入门》

《医门法律》　　　　　《先醒斋医学广笔记》

《温疫论》　　　　　《串雅内外编》

《温热论》　　　　　《医醇賸义》

《湿热论》　　　　　《时病论》

(2)外科

《外科精义》　　　　《外科证治全生集》

《外科发挥》　　　　《疡科心得集》

《外科正宗》

(3)妇科

《经效产宝》　　　　《傅青主女科》

《女科辑要》　　　　《竹林寺女科秘传》

《妇人大全良方》　　《济阴纲目》

《女科经纶》

(4)儿科

《小儿药证直诀》　　《幼科发挥》

《活幼心书》　　　　《幼幼集成》

(5)眼科

《秘传眼科龙木论》　《眼科金镜》

《审视瑶函》　　　　《目经大成》

《银海精微》

(6)耳鼻喉科

《重楼玉钥》　　　　《喉科秘诀》

《口齿类要》

(7)针灸科

《针灸甲乙经》　　　　　《针灸大成》

《针灸资生经》　　　　　《针灸聚英》

《针经摘英集》

(8)骨伤科

《永类钤方》　　　　　　《世医得效方》

《仙授理伤续断秘方》　　《伤科汇纂》

《正体类要》　　　　　　《厘正按摩要术》

⑤ 养生类著作

《寿亲养老新书》　　　　《老老恒言》

《遵生八笺》

⑥ 方药类著作

《太平惠民和剂局方》　　《得配本草》

《医方考》　　　　　　　《成方切用》

《本草原始》　　　　　　《时方妙用》

《医方集解》　　　　　　《验方新编》

《本草备要》

人民卫生出版社

2023 年 2 月

序　一

　　党的二十大报告提出，把马克思主义与中华优秀传统文化相结合。中医药学是中国古代科学的瑰宝，也是打开中华文明宝库的钥匙。当前，中医药发展迎来了天时、地利、人和的大好时机。特别是近十年来，党中央、国务院密集出台了一系列方针政策，大力推动中医药传承创新发展，其重视程度之高、涉及领域之广、支持力度之大，都是前所未有的。"识势者智，驭势者赢"，中医药人要乘势而为，紧紧把握住历史的机遇，承担起时代的责任，增强文化自信，勇攀医学高峰，推动中医药传承创新发展。而其中人才培养是当务之急，不可等闲视之。

　　作为中医药人才成长的必要路径，中医经典著作的重要性毋庸置疑。历代名医先贤，无不熟谙经典，并通过临床实践续先贤之学，创立弘扬新说；发皇古义，融会新知，提高临床诊治水平，推动中医药学术学科进步，造福于黎庶。孙思邈指出："凡欲为大医，必须谙《素问》《甲乙》《黄帝针经》……"李东垣发《黄帝内经》胃气学说之端绪，提出"内伤脾胃，百病由生"的观点,一部《脾胃论》成为内外伤病证辨证之圭臬。经典者,路志正国医大师认为:原为"举一纲而万目张,解一卷而众篇明"之作,经典之所以奉为经典,一是经过长时间的临床实践检验,具有明确的临床指导作用和理论价值;二是后代医家在学术流变中,不断诠释、完善并丰富了其内涵与外延,使其与时俱进,丰富和发展了理论。

如何研习经典,南宋大儒朱熹有经验可以借鉴:为学之道,莫先于穷理;穷理之要,必在于读书;读书之法,莫贵于循序而致精;而致精之本,则又在于居敬而持志。读朱子治学之典,他的《观书有感》诗歌可为证:"半亩方塘一鉴开,天光云影共徘徊。问渠那得清如许? 为有源头活水来。"可诠释读书三态:一是研读经典关键是要穷究其理,理在书中,文字易懂但究理需结合临床实践去理解、去觉悟;更要在实践中去应用,逐步达到融汇贯通,圆机活法,亦源头活水之谓也。二是研读经典当持之以恒,循序渐进,读到豁然以明的时候,才能体会到脑洞明澄,如清澈见底的一塘活水,辨病识证,仿佛天光云影,尽映眼前的境界。三是研读经典者还需有扶疾治病、济世救人之大医精诚的精神;更重要的是,读经典还需怀着敬畏之心去研读赏析,信之用之日久方可发扬之;有糟粕可弃用,但须慎之。

在这次新型冠状病毒感染疫情的防治中,疫病相关的中医经典发挥了重要作用,2020年疫情初期我们通过流调和分析,明确了新型冠状病毒感染是以湿毒内蕴为核心病机、兼夹发病为临床特点的认识,有力指导了对疫情的防治。中医药早期介入,全程参与,有效控制转重率,对重症患者采取中西医结合救治,降低了病死率,提高了治愈率。所筛选出的"三药三方"也是出自古代经典。在中医药整建制接管的江夏方舱医院中,更是交出了564名患者零转重、零复阳,医护零感染的出色答卷。中西医结合、中西药并用成为中国抗疫方案的亮点,是中医药守正创新的一次生动实践,也为世界抗疫贡献了东方智慧,受到世界卫生组织(WHO)专家组的高度评价。

经典中蕴藏着丰富的原创思路,给人以启迪。青蒿素的发明即是深入研习古典医籍受到启迪并取得成果的例证。进入新时代,国家药品监督管理部门所制定的按古代经典名方目录管理的中药复方制剂,基于人用经验的中药复方制剂新药研发等相关政策和指导原则,也助推许多中医药科研人员开始从古典医籍中寻找灵感与思路,研发新方新药。不仅如此,还有学者从古籍中梳理中医流派的传承与教育脉络,以传统的人才培养方法与模式为现代中医药教育提供新的借鉴……可见中医药古籍中的内容对当代中医药科研、临床与教育均具有指导作用，应该受到重视与研习。

我们欣慰地看到，人民卫生出版社在20世纪50年代便开始了中医古籍整理出版工作，先后经过了影印、白文版、古籍校点等阶段，经过近70年的积淀，为中医药教材、专著建设做了大量基础性工作；并通过古籍整理，培养了一大批中医古籍整理名家和专业人才，形成了"品牌权威、名家云集""版本精良、校勘精准""读者认可、历久弥新"等鲜明特点，赢得了广大读者和行业内人士的普遍认可和高度评价。2005年，为落实国家中医药管理局设立的培育名医的研修项目，精选了105种中医经典古籍分为三批刊行，出版以来，重印近千万册，广受读者欢迎和喜爱。"读经典、做临床、育悟性、成明医"在中医药行业内蔚然成风，可以说这套丛书为中医临床人才培养发挥了重要作用。此次人民卫生出版社在《中医临床必读丛书》的基础上进行重刊，是践行中共中央办公厅、国务院办公厅《关于推进新时代古籍工作的意见》和全国中医药人才工作会议精神，以实际行动加强中医古籍出版工作，注重古籍资源转化利用，促进中医药传承创新发展的重要举措。

经典之书,常读常新,以文载道,以文化人。中医经典与中华文化血脉相通,是中医的根基和灵魂。"欲穷千里目,更上一层楼",经典就是学术进步的阶梯。希望广大中医药工作者乃至青年学生,都要增强文化自觉和文化自信,传承经典,用好经典,发扬经典。

有感于斯,是为序。

中国工程院院士 国医大师

天津中医药大学 名誉校长 张伯礼

中国中医科学院 名誉院长

2023 年 3 月于天津静海团泊湖畔

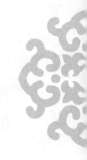

序　二

中医药典籍浩如烟海，自先秦两汉以来的四大经典《黄帝内经》《难经》《神农本草经》《伤寒杂病论》，到隋唐时期的著名医著《诸病源候论》《备急千金要方》，宋代的《经史证类备急本草》《圣济总录》，金元时期四大医家刘完素、张从正、李东垣和朱丹溪的著作《素问玄机原病式》《儒门事亲》《脾胃论》《丹溪心法》等，到明清之际的《本草纲目》《医门法律》等，中医古籍是我国中医药知识赖以保存、记录、交流和传播的根基和载体，是中华民族认识疾病、诊疗疾病的经验总结，是中医药宝库的精华。

中华人民共和国成立以来，在中医药、中西医结合临床和理论研究中所取得的成果，与中医古籍研究有着密不可分的关系。例如中西医结合治疗急腹症，是从《金匮要略》大黄牡丹汤治疗肠痈等文献中得到启示；小夹板固定治疗骨折的思路，也是根据《仙授理伤续断秘方》等医籍治疗骨折强调动静结合的论述所取得的；活血化瘀方药治疗冠心病、脑血管意外和闭塞性脉管炎等疾病的疗效，是借鉴《医林改

15

错》等古代有关文献而加以提高的；尤其是举世瞩目的抗疟新药青蒿素，是基于《肘后备急方》治疟单方研制而成的。

党的二十大报告提出，深入实施科教兴国战略、人才强国战略。人才是全面建设社会主义现代化国家的重要支撑。培养人才，教育要先行，具体到中医药人才的培养方面，在院校教育和师承教育取得成就的基础上，我还提出了书院教育的模式，得到了国家中医药管理局和各界学者的高度认可。王琦书院拥有115位两院院士、国医大师的强大师资阵容，学员有岐黄学者、全国名中医和来自海外的中医药优秀人才代表。希望能够在中医药人才培养模式和路径方面进行探索、创新。

那么，对于个人来讲，我们怎样才能利用好这些古籍，来提升自己的临床水平？我以为应始于约，近于博，博而通，归于约。中医古籍博大精深，绝非只学个别经典即能窥其门径，须长期钻研体悟和实践，精于勤思明辨、临床辨证，善于总结经验教训，才能求得食而化，博而通，通则返约，始能提高疗效。今由人民卫生出版社对《中医临床必读丛书》(105种)进行重刊，我认为是件非常有意义的事，《重刊》校勘严谨，每本书都配有导读要览，同时均为名家整理，堪称精品,是在继承的基础上进行的创新,这无疑对提高临床疗效、推动中医药事业的继承与发展具有积极的促进作用,因此,我们也会将《重刊》列为书院教学尤其是临床型专家成长的必读书目。

韶光易逝,岁月如流,但是中医人探索求知的欲望是亘古不变的。我相信,《重刊》必将对新时代中医药人才培养和中医学术发展起到很好的推动作用。为此欣慰之至,乐为之序。

中国工程院院士　国医大师　王琦

2023 年 3 月于北京

原　序

中医药学是具有中国特色的生命科学，是科学与人文融合得比较好的学科，在人才培养方面，只要遵循中医药学自身发展的规律，把中医理论知识的深厚积淀与临床经验的活用有机地结合起来，就能培养出优秀的中医临床人才。

百余年西学东渐，再加上当今市场经济价值取向的影响，使得一些中医师诊治疾病常以西药打头阵，中药作陪衬，不论病情是否需要，一概是中药加西药。更有甚者不切脉、不辨证，凡遇炎症均以解毒消炎处理，如此失去了中医理论对诊疗实践的指导，则不可能培养出合格的中医临床人才。对此，中医学界许多有识之士颇感忧虑而痛心疾首。中医中药人才的培养，从国家社会的需求出发，应该在多种模式、多个层面展开。当务之急是创造良好的育人环境。要倡导求真求异、学术民主的学风。国家中医药管理局设立了培育名医的研修项目，第一是参师襄诊，拜名师并制订好读书计划，因人因材施教，务求实效。论其共性，则需重视"悟性"的提高，医理与易理相通，重视易经相关理论的学习；还有文献学、逻辑学、生命科学原理与生物信息学等知识的学习运用。"悟性"主要体现在联系临床，提高思辨能力，破解疑难病例，获取疗效。再者是熟读一本临证案头书，研修项目精选的书目可以任选，作为读经典医籍研修晋级保底的基本功。第二是诊疗环境，我建议城市与乡村、医院与诊所、病房与门诊可以兼顾，总以多临证、多研讨为主。若参师三五位以上，年诊千例以上，必有上乘学问。第三是求真务实，"读经典做临床"关键在"做"字上苦下功夫，敢于置疑而后验证、诠释，进而创新，诠证创新自然寓于继承之中。

中医治学当溯本求源，古为今用，继承是基础，创新是归宿，认真继承中医经典理论与临床诊疗经验，做到中医不能丢，进而才是中医现代化的实施。厚积薄发、厚今薄古为治学常理。所谓勤求古训、融会新知，即是运用科学的临床思维方法，将理论与实践紧密联系，以显著的疗效，诠释、求证前贤的理论，于继承之中求创新发展，从理论层面阐发古人前贤之未备，以推进中医学科的进步。

综观古往今来贤哲名医，均是熟谙经典、勤于临证、发皇古义、创立新说者。通常所言的"学术思想"应是高层次的成就，是锲而不舍长期坚持"读经典做临床"，并且，在取得若干鲜活的诊疗经验基础上，应是学术闪光点凝聚提炼出的精华。笔者以弘扬中医学学科的学术思想为己任，绝不敢言自己有什么学术思想，因为学术思想一定要具备创新思维与创新成果，当然是在以继承为基础上的创新；学术思想必有理论内涵指导临床实践，能提高防治水平；再者，学术思想不应是一病一证一法一方的诊治经验与心得体会。如金元大家刘完素著有《素问病机气宜保命集》，自述"法之与术，悉出《内经》之玄机"，于刻苦钻研运气学说之后，倡"六气皆从火化"，阐发火热症证脉治，创立脏腑六气病机、玄府气液理论。其学术思想至今仍能指导温热、瘟疫的防治。严重急性呼吸综合征（SARS）流行时，运用玄府气液理论分析证候病机，确立治则治法，遣药组方获取疗效，应对突发公共卫生事件，造福群众。毋庸置疑，刘完素是"读经典做临床"的楷模，而学习历史，凡成中医大家名师者基本如此，即使当今名医具有卓越学术思想者，亦无例外。因为经典医籍所提供的科学原理至今仍是维护健康、防治疾病的准则，至今仍葆其青春，因此"读经典做临床"具有重要的现实意义。

值得指出，培养临床中坚骨干人才，造就学科领军人物是当务之急。在需要强化"读经典做临床"的同时,以唯物主义史观学习易理易道易图,与文、史、哲、逻辑学交叉渗透融合,提高"悟性",指导诊疗工作。面对新世纪,东学西渐是另一股潮流,国外学者研究老聃、孔丘、朱熹、沈括之学,以应对技术高速发展与理论相对滞后的矛盾日趋突出的现状。譬如老聃是中国宇宙论的开拓者,惠施则注重宇宙中一般事物的观察。他解释宇宙为总包一切之"大一"与极微无内之"小一"构成,大而无外小而无内,大一寓有小一,小一中又涵有大一,两者相兼容而为用。如此见解不仅对中医学术研究具有指导作用,对宏观生物学与分子生物学的连接,纳入到系统复杂科学的领域至关重要。近日有学者撰文讨论自我感受的主观症状对医学的贡献和医师参照的意义;有学者从分子水平寻求直接调节整体功能的物质,而突破靶细胞的发病机制;有医生运用助阳化气、通利小便的方药同时改善胃肠症状,治疗幽门螺杆菌引起的胃炎;还有医生使用中成药治疗老年良性前列腺增生,运用非线性方法,优化观察指标,不把增生前列腺的直径作为唯一的"金"指标,用综合量表评价疗效而获得认许,这就是中医的思维,要坚定地走中国人自己的路。

　　人民卫生出版社为了落实国家中医药管理局设立的培育名医的研修项目,先从研修项目中精选20

种古典医籍予以出版,余下 50 余种陆续刊行,为我们学习提供了便利条件,只要我们"博学之,审问之,慎思之,明辨之,笃行之",就会学有所得、学有所长、学有所进、学有所成。治经典之学要落脚临床,实实在在去"做",切忌坐而论道,应端正学风,尊重参师,教学相长,使自己成为中医界骨干人才。名医不是自封的,需要同行认可,而社会认可更为重要。让我们互相勉励,为中国中医名医战略实施取得实效多做有益的工作。

王永炎

2005 年 7 月 5 日

导　读

　　《理虚元鉴》是一部中医虚劳证治专著,该书理法方药俱备,文字简要而重点突出,对虚劳的病机阐发、论治大法和预防措施都自成体系,对中医虚损学说的形成产生了深远影响。其对虚劳病机的认识,对虚劳辨证、审脉、立法、制方、选药的独特见解,至今仍有重要的临床指导意义。

一、《理虚元鉴》与作者

　　《理虚元鉴》乃明代汪绮石所著。汪绮石,传为明末人,生平履贯无从考,但称之曰绮石先生。绮石以善治虚劳病名重一时,其学术思想、治学方法,一以《素》《灵》为宗,博采众家之长,斟酌于李东垣、朱丹溪、薛立斋之间,校前贤之书几千百家,得其精萃,参以己验,学古而不墨守成规,并自成家法。柯怀祖认为绮石之论虚劳,犹如仲景之论伤寒,其治虚劳的成就,不在仲景之下。此说有一定道理。

　　《理虚元鉴》约成书于 1644 年,1725 年柯怀祖购得其书,1771年校刊传世。现存两种版本体系,分别为两卷本与五卷本。两卷本以清乾隆三十六年辛卯(1771)柯氏原刻本为代表,卷上介绍虚劳的诊断、病原及各种症候的辨析和治疗;卷下记述虚劳方剂22首及药物21种的应用等。五卷本收入清光绪十年甲申(1884)刻行的《世补斋医书》,乃经清代名医陆懋修重订而成,其中卷一至卷三,首先叙述虚劳病的脉法、病因、治疗大法和预防原则,然后讨论了吐血劳嗽、骨蒸遗泄、传尸尸疰等各种虚劳病证的证治与调养措施;卷四,为治虚劳诸方的加减运用和21种治虚劳药物的临床应用以及用药禁忌;卷五,为理虚脉法总括。这两种版本体系,两卷本符合作者原貌,五卷本经整理修订后更加完备。现存主要版本,两卷本有清乾隆三十六年辛卯(1771)柯氏原刻本、清道光十七年丁酉(1837)柯氏重刻本、清光绪二年丙子(1876)葛氏本、清光绪二十二年丙申(1896)遂邑双红镇全寿堂陈氏刻本、1958年上海科技卫生出版社铅印本、1981年江苏科技出版社铅印本、1988年人民卫生出版社铅印本、中国医学大成本,五卷本有世补斋医书本清光绪十年甲申(1884)刻本、世补斋医书本清光绪十二年丙戌(1886)山左书局重印本、世补斋医书本清宣统二年庚戌(1910)陆润庠家刻本、世补斋医书本1950

年上海卢章豹铅印本。

二、主要学术特点及其对临床的指导意义

绮石所著《理虚元鉴》的学术特点主要体现在以下几个方面。

1. 创立虚劳六因学说

绮石对虚劳病因的阐发,重点在于创造性地提出虚劳六因学说,完善了虚劳的病因理论。

绮石认为引起虚劳的病因有六种,即先天之因、后天之因、痘疹及病后失理之因、外感之因、境遇之因、医药之因。

虚劳六因可以概括为三类,第一类是遗传因素,即先天之因。由于父母身体孱弱,精血不旺,以致出生后禀赋不足,幼多惊风,骨软行迟,语迟手颤,头摇目瞬等,常为招致虚劳的先兆。并认为"其根蒂处先有亏,则至二十左右易成劳怯",强调遗传方面存在先天易感性。第二类是自我调护因素,包括先天之因、境遇之因,都与自我调护失宜有关。认为酒色、劳倦、七情、饮食所伤,尤其强调处境艰难而抑郁不解,以致精气日渐亏损,积损渐成虚劳。第三类是医源因素,包括痘疹及病后失理之因、外感之因、医药之因。若

痘疹、外感而治之不当,病后正虚而调养失宜,本非劳证而误诊、误治,都可能引起虚劳的发生。

这些因素虽然不能说已将虚劳病因概括无遗,但的确都是虚劳的重要致病因素或致病条件,已为临床实践所证实。

2. 虚劳病机从火立论

绮石对虚劳病机的认识,提出"心肾不交""心肾不交与劳嗽总论""虚火伏火论"三论,都从"火"立论。认为虚劳的发病机制都与火关系密切,或为虚火,或为伏火。虚火指的是动于气而未着于形之火,即浮越于外的虚阳,属于阳虚病变,总是由于少火衰微、元阳不足所致。伏火指的是先动于气、久而渐着于形之火,即阳亢,属于阴虚病变,多由阴虚火动、火盛生风所致。并且在分析虚劳病的一些典型症状时,无不从火立说,认为劳嗽、吐血、干咳、痰中带血、骨蒸、遗精梦泄等,都乃阴虚火亢所致。

这种从火立论的观点成为《理虚元鉴》虚劳理论体系的立论核心,也是绮石"清金保肺"的立论根据。目前中医内科学对肺痨(肺结核)病机以阴虚火旺为主的认识,也受到绮石虚劳从火立论的启发。

3. 治虚强调三本二统

绮石在总结前人经验的基础上,结合自己的临床经验,创造性地提出治虚劳三本二统论。

《理虚元鉴》"治虚三本"论提出:"治虚有三本,肺、脾、肾是也。肺为五脏之天,脾为百骸之母,肾为性命之根。治肺、治脾、治肾,治虚之道毕矣。"但在治脾、治肾的具体方法上,他又强调治脾不可过燥,以免影响肺之清肃,治肾不可过用苦寒,以免妨碍中州脾土的运化。所以治肺要清金保肺,无犯中州之土;治脾要培土调中,不损至高之气;治肾要金行清化,不觉水自流长,金水才能归于一致。

"治虚二统"论指出:"治虚二统,统之于肺、脾而已。人之病,或为阳虚,或为阴虚。阳虚之久者阴亦虚,终是阳虚为本。阴虚之久者阳亦虚,终是阴虚为本。凡阳虚为本者,其治之有统,统于脾也。阴虚为本者,其治之有统,统于肺也。"前人论脾肾者多,论肺者少,所以绮石独详于肺,提出阳虚统于脾、阴虚统于肺的观点。此说主要针对前人治阳虚偏补命火,用大辛大热药多;治阴虚偏补肾水,用大苦大寒药多而来。绮石在总结了前人的治虚利弊之后,明确提出了"补肾水者,不如补肺以滋其源";"补命火者,不如补脾以建其中",这是绮石治虚理论的精髓所在。

治虚三本二统论,对虚劳的治疗指出了新的思路和方法,为完善中医虚损学说产生了深远影响,直至今天对虚劳病,尤其对肺痨的治疗,仍有重要的临床指导意义。并且绮石治虚的三本二统论,不仅是虚劳的重要治则,而且对一般慢性病也有很好的临床指导价值。如郭志勇等曾应用《理虚元鉴》治虚二统理论辨证守方治疗 13 例慢性肾炎普通型,除 2 例发展为肾功能衰竭外,其余 11 例均获显著的近期疗效,就体现了绮石治虚理论的实用价值。

4. 重视虚劳预防观

绮石虚劳预防观包含两个方面的内容,一方面对虚劳强调未病先防,其在"虚症有六因"论中指出:"宜调护于未病之先,或预服补药,或节养心力。未可以其无寒无热,能饮能食,并可应接世务而恃为无惧也。"并有"虚劳当治其未成"专论,明确提出了未病先防的预防观。另一方面强调已病防变,主张要注意情志、劳倦、时令、节气、药禁以防止病情加重,并坚持治疗以防止半途而废。

对于虚劳的预防,提出了六个方面的预防措施,即六节、八防、二护、三候、二守、三禁。

六节,指节嗜欲以养精,节烦恼以养神,节忿怒以养肝,节辛勤以养力,节思虑以养心,节悲哀以养肺,以防情志、思虑、劳伤等因素致病。

八防,即"春防风,又防寒;夏防暑热,又防因暑取凉而致感寒;长夏防湿;秋防燥;冬防寒,又防风",以防六淫之邪致病。

二护,"寒从足起,风从肩俞、眉际而入。病者常护此二处,则风寒之乘于不意者少矣"。亦为防六淫之邪致病。

三候,是指要了解时令、节气变化,在节气变迁之时,要注意防护,以免加重病情。对病证影响最大的时令有三:"一为春初,木盛火升;一为仲夏,湿热令行;一为夏秋之交,伏火铄金。"尤当注意调摄。

二守,"二守者,一服药,二摄养。二者所宜守之久而勿失也"。指要有恒心,要长期坚持服药和调养,才有可能取得较好的临床疗效。

三禁,"治劳三禁,一禁燥烈,二禁苦寒,三禁伐气是也"。即虚劳的用药禁忌。

这些预防措施,不仅适宜于虚劳,对其他慢性疾病的预防也有实际指导意义。

三、如何学习应用《理虚元鉴》

1.《理虚元鉴》的学习方法

《理虚元鉴》是一部临床专著,其学习方法主要体现在三个方面。

第一个方面是前后互参。由于《理虚元鉴》书中许多内容前后互见，或互为发明，只有前后互参，才能窥其奥旨。如"心肾不交""心肾不交与劳嗽总论""虚火伏火论"三论的互参，治虚三本二统论与归养心脾汤、归养心肾丸、清金甘桔汤等方剂的互参，等等，都宜重视这一点。

第二个方面是旁征博引。《理虚元鉴》虽然只是虚劳专著，但其精粹之处上溯《素》《灵》及前贤之书，且对后世中医虚损学说的形成有深远影响。因此在学习之时，宜博采诸家之说，明其源流，察其同异，以加深对作者学术思想的理解。

第三个方面是边临证边读书。学习《理虚元鉴》的目的是为了临床应用，宜将其理论、方药应用于临床，以之治疗虚劳，治疗虚证，乃至治疗慢性病，从临床实践中加深对原著的理解，回过头来又可指导对原著的学习。

2.《理虚元鉴》的学习重点

学习《理虚元鉴》的关键是如何掌握绮石虚劳理论体系。绮石虚劳理论体系包括虚劳六因学说、病机从火立论、治虚三本二统论及虚劳预防观，宜将四者与方药联系在一起，融会贯通，并以之应用于临床，指导临床实践。

3. 学习《理虚元鉴》的注意事项

在学习《理虚元鉴》之时值得注意是,该书提供了学习绮石虚劳理论体系的蓝本,是中医虚损学说的重要组成部分,但并不能全面代替中医虚损学说,还必须深究群经,博采众长,才能真正登堂入室,得窥中医奥秘。

周慎　于湖南省中医药研究院

2005 年 3 月

整理说明

1.《理虚元鉴》的此次整理以清乾隆三十六年辛卯(1771)柯氏原刻本为底本,清光绪二年丙子(1876)葛氏本(葛氏本)、清光绪二十二年丙申(1896)遂邑双红镇全寿堂陈氏刻本(陈氏本)、中国医学大成本(大成本)为参校本。为维持古籍原貌,悉用原书旧例(包括古代度量衡)。

2. 本书采用简化字,以方便读者。本书句读,统一采用现代标点符号。

3. 药名尽量规范统一,如山查→山楂;麝肝→射干。

4. 本书中异体字、通假字,古今字及不规范的字,一律改为正字,如干坤→乾坤;汤而不收→荡而不收;窍→窍;血隊→血隧。

5. 书中引文,不加引号。

6. 原书中引用书名及简称书名,统一加书名号。

7. 原书目录与原文不一致者,据正文改正目录。原文目录过于简略或繁琐者,据正文或增或删。

8. 原书为竖排本,现改为横排本,其中提示上文之"右"字统一改为"上"字。

9. 本次整理尽量不出注。凡底本有明显错漏者，据校本改，不出注。

10. 将原书中中药方剂名称以笔画为序，附在书后，便于读者查阅。

柯　序

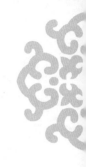

　　医学祖《灵》《素》《难经》，而方不传。制方首推仲景，嗣后各立一说。仲景治冬寒，而河间明温暑，洁古理脾胃，东垣讲内伤，子和攻痰饮，丹溪究阴虚，六家为医学之宗主。王安道以冬寒分出中寒、伤寒，巢元方以温暑分出热病、中暑，罗谦甫以内伤分出劳伤、食伤，隐君以痰饮分出湿痰、燥痰，叔和以阴虚分出真阴、真阳，其论尤为明晰。古人立说，各具一长，合其所长，乃称全璧。余遍观诸家，虚症犹未尽厥奥。雍正乙巳仲秋，购得绮石先生《理虚元鉴》，实发前人所未发。其治阴虚，主清金，肺为五脏之天也；治阳虚，主健中，脾为百骸之母也。其方甚简，药味无多。《神农本经》药三百六十五种，效法周天度数。仲景一百十三方，取《本经》药九十一种入《伤寒论》中，或合经之大纲，或合经之一目，乃详于伤寒，推及诸病也。绮石先生独详于虚劳，盖风、寒、暑、湿多乘虚而入，正气固，则受病少，治虚劳是治其本也，诸病其余事耳！余素留心于六气司天，主客进退，乘除偏胜，而人病焉。不谙司天审病，误投药饵者过半，《元鉴》亦参及之。则绮石之论虚劳,犹仲景之伤寒,非举一而废百也。韩昌黎谓孟子之功不在禹下,绮石岂在仲景下耶?医道大而微,不知天、地、人,不可与言医;不通儒、佛、仙,不可与言医。余浅昧,愧未贯彻,但愿业医者,广为搜讨,会其指归,则吾道幸甚!斯世幸甚!

乾隆岁次辛卯初夏古吴柯怀祖题于复韵斋

华　序

　　余年未三十，获交柯君德修，今六十有九矣。君业医，余喜地学，辄谈论天下技术。地关一家休咎，医关一人死生。钝根人求名不成，改业图利，相地习医，自误误人，曷有底耶！然地误廿载后，医误旦夕间尔！君天姿颖敏，幼就塾同学，分授经，悉耳熟背诵，故潜心医学，得深造焉。本世医，复从明师指授，探源溯流，广搜博记，多购未见书，《理虚元鉴》其一也。君于疑难症立辨，制方不停睫，案简当，老医慑服。入都，名大振，医院诸人避席。太原守病，邀入幕，山右抚司以下，咸以扁、卢目之。君善导引，长余数岁，健食如虎咽，步履捷于少壮人。余日就衰颓，每以屏俗缘，毋懈仡功为最。君之邃于医，不但贯串诸家，得于静悟者尤多，来余家剧谈不厌，延治者急甚，久之乃去。今欲刻《理虚元鉴》公诸世，余四十余年知己，述其概，弁诸简端。

乾隆三十六年岁次辛卯
三月朔日牛毛道人华杰撰

陈　序

　　岁甲戌,予守毗陵,得一士柯子心斋,其先世浙慈人也,家传忠厚,多业医者,令祖锦堂先生,侨寓锡邑之鹅湖,遂家焉。心斋性聪敏,倜傥不附时俗,文章有奇气,精书法,兼通家学,隐识为远到材,迄今二十载矣。一衿潦倒,蹭蹬场屋,岂其受博而不专欤?顾多才者多艺,不相妨也,遇合会有时耳!予患头风,访医仰药,无纤毫之效。心斋诊予脉,乃云治病不求其本,真为头痛治头。缘制一方,却与所患不相涉,服后痛渐愈,不啻陈琳之檄。及见伊令伯德修所刻《理虚元鉴》,因知心斋制方之意之所由来也。德修柯君,虽未晤言,其学业之渊博,已于所订者窥见一斑。且是书沉埋剥蚀,历有年所,堂世不知有是书。即见之,谁复知为绮石作者。今柯君不掠美,以付剞劂,参订而表彰之,更可见其用心之厚矣。噫!学固贵崇其本,业必有待乎时,不独医道也,是为序。

　　　时乾隆三十六年岁次辛卯嘉平月阆中
　　　陈焱晋亭氏题于姑苏署次

原　序

　　绮石先生医道高玄，虚劳一门，尤为独阐之宗。尝曰：人之禀赋不同，而受病亦异。顾私己者，心肝病少；顾大体者，心肝病多。不及情者，脾肺病少；善钟情者，脾肺病多。任浮沉者，肝肾病少；矜志节者，肝肾病多。病起于七情，而五脏因之受损。先生悯世人之病虚劳者，委命于庸医，而轻者重，重者危，深可痛伤。特校昔贤之书几千百家，如四时各司一气之偏，未逢元会，乃伏读《素》《灵》而启悟门，得其要领，参订补注，集一一书，辨症因，详施治，审脉法，正药讹，精纯邃密，后岐黄而启发者也，其功岂浅鲜哉！奈书成身殁。易箦之日，犹谆谆以斯世之责，至嘱于两世兄及诸门下士，而不肖亦与闻遗命焉。今先生虽逝，而道在人间。长君伯儒，能读其书；次君东庵，能继其志；犹子济明及门下武林君、宾沈子，能广其传。然则先生固未尝逝也！先生不忍后世病此者夭折而莫救，故临终以山中宰相事业，专付仲君。仲君会世变，遂弃棘闱而潜心于箕裘之绍。是书之成。实其发明者居多。所恨身丁丧乱，受梓无人，大惧淹没先生之德，是望后之仁人君子，体先生之心，登此书于梨枣而广传之。则吾侪幸甚！天下后世读其书、饮其泽者幸甚！

受业赵何宗田氏谨识

目录

目
录

47

理虛元鑒

卷 上

治虚脉法总括

脉来缓者，为虚，软、微、弱皆虚也。弦为中虚，细而微者，气血皆虚；小者，气血皆少。又脉芤血气脱，沉小迟者脱气。以上皆劳倦之脉，虚怯劳热之症也。又微而数者为虚热，微而缓滑者为虚痰。

治虚脉法分类

一、心肾不交，两寸弦数，两尺涩。《纪传》曰：左寸脉迟心虚，右寸微滑精气泄。

二、梦泄遗精，尺寸脉迟而涩。心肾不交，梦淫精泄，真元耗散，不寿之征。又曰：寸数脾弦，两尺细数，精离位。青年左尺微涩，色欲伤。《正传》曰：诸芤动微紧，男子失精，女鬼交。心脉短小，梦遗精。尺数，相火炽而遗。

三、漏精，右尺弱如发细。天精摇摇，寒精自出，马口有粘腻之累，房事不久，绝孕。

四、肾痹，寸虚弱而涩，尺沉细而数。

五、夜热，微弦虚数，或沉或涩，软弱而细。

六、骨蒸,数大或滑急促细而数。

七、干咳嗽,左寸涩数,右大急数。

八、虚痰嗽,软细弱,气口微细而数,或滑大而虚。

九、血虚痰火,左寸涩而弦数,右寸虚大而滑,或数而涩,尺中虚涩。又曰:细而紧数,细则血虚,数必咳嗽,紧则为寒。寒因血虚而客于肺经,反而作热,故脉数而咳嗽也。

十、咳嗽痰中带血珠,右寸滑而数,或濡而弱,即煎厥之症。

十一、咳嗽带血,寸数而大,或滑而紧急,关、寸弦而涩,即煎厥。

十二、劳嗽吐血、咳血、呕血、咯血,即薄厥。脉得诸涩、濡为亡血,芤为失血,涩为血少。际氏曰:心脉涩,肺脉虚,或芤或迟,为亡血、失精。呕者,兼胃火。《脉经》云:吐血唾血,脉滑小弱者生,实大者死。唾血,坚强者死,濡滑者生。

十三、传尸劳,《脉经》云:男子平人脉滑大为劳极,虚涩亦为劳。

十四、气口脉弦而数者,脉痿也。

十五、六脉软弱,阳虚极也。

治虚三本

治虚有三本,肺、脾、肾是也。肺为五脏之天,脾为百骸之母,肾为性命之根。治肺、治脾、治肾,治虚之道毕矣。夫东垣发脾胃一论,便为四大家之首;丹溪明滋阴一着,便为治劳症之宗;立斋究明补火,谓太阳一照,阴火自弭。斯三先生者,皆振古之高人,能回时之习尚,辟岐黄之心传者,然皆主于一偏而不获全体之用。是以脾胃之论出于东垣则无弊,若执东垣以治者,未免以燥剂补土,有拂于清肃之肺金。滋阴之说出于丹溪已有弊,若执丹溪以治者,全以苦寒降火,有碍于中州之土化。至于阳常有余,阴常不足,此实一偏之见,难为古人讳者,而后人沿习成风,偏重莫挽,凡遇虚火虚热,阴剧阳亢之疾,辄以黄柏补肾,知母清金,未能生肾家真水而反以熄肾家真火。夫肾者坎象,一阳陷于二阴之间。二阴者,真水也;一阳者,真火也。肾中真水,次第而上生肝木,肝木又上生心火。肾中真火,次第而上生脾土,脾土又上生肺金。故生人之本,从下而起,如羲皇之画卦然。盖肾之为脏,合水火二气,以为五脏六腑之根,真水不可灭,真火独可熄乎!然救此者,又执立斋补火之说,用左归、右归丸，不离苁蓉、鹿茸、桂、附等类，而不顾其人之有郁火无郁火，有郁热无郁热，更不虑其曾经伤肺不伤肺。夫虚火可补，理则诚然，如补中益气汤，用参、芪、术、草之甘温以除大热。然苟非清阳下陷，犹不敢轻加升、柴、归、姜辛热之品，乃反施之郁火、郁热之症，奚啻抱薪救火乎！余唯执两端以用中，合三部以平调。一曰清金保肺，无犯中州之土，此用丹溪而不泥于丹溪也。一曰培土调中，不损至高之气，此用东垣而不泥于东垣也。一曰金行清化，不觉水自流长，乃合金水于一致也。三脏既治，何虑水火乘时，乃统五脏以同归也。但主脾、主肾，先贤颇有发明，而清金保肺一着，尚未有透达其精微者，故余于论肺也独详。此治劳之三本，宜先切究也。

治虚二统

治虚二统，统之于肺、脾而已。人之病，或为阳虚，或为阴虚。阳虚之久者阴亦虚，终是阳虚为本。阴虚之久者阳亦虚，终是阴虚为本。凡阳虚为本者，其治之有统，统于脾也。阴虚为本者，其治之有统，统于肺也。此二统者，与前人之治法异。前人治阳虚者统之以命火，八味丸、十全汤之类，不离桂、附者是。

前人治阴虚者统之以肾水,六味丸、百补丸之类,不离知、柏者是。余何为而独主金、土哉?盖阴阳者,天地之二气,二气交感,乾得坤之中画而为离,离为火;坤得乾之中画而为坎,坎为水。水火者,阴阳二气之所从生,故乾坤可以兼坎离之功,而坎离不能尽乾坤之量。是以专补肾水者,不如补肺以滋其源。肺为五脏之天,孰有大于天者哉!专补命火者,不如补脾以建其中。脾为百骸之母,孰有大于地者哉!

阳虚三夺统于脾

就阳虚成劳之统于脾者言之,约有三种:曰夺精,曰夺气,曰夺火。气为阳,火者阳气之属,精者水火之兼。色欲过度,一时夺精,渐至精竭。精者火之原,气之所主。精夺则火与气相次俱竭,此夺精之兼火与气也。劳役辛勤太过,渐耗真气。气者火之属,精之用。气夺则火与精连类而相失,此夺气之兼火与精也。其夺火者多从夺精而来,然亦有多服寒药,以致命火衰弱,阳痿不起者。此三种之治,夺精、夺火主于肾,夺气主于脾。余何为而悉统于脾哉?盖阳虚之症,虽有夺精、夺火、夺气之不一,而以中气不守为最险,故阳虚之治虽有填精、益气、补火之各别,而以急救中气为最先。有形之精血不能速生，无形之真气所宜急固，此益气之所以切于填精也；回衰甚之火者有相激之危，续清纯之气者有冲和之美，此益气之所以妙于益火也。夫气之重于精与火也如此，而脾气又为诸火之原，安得不以脾为统哉！余尝见阳虚者汗出无度，或盛夏裹绵，或腰痠足软而成痿症，或肾虚生寒，木实生风，脾弱滞湿，腰背难于俯仰，胕股不可屈伸而成痹症，或面色皎白，语音轻微，种种不一，然皆以胃口不进饮食及脾气不化为最危。若脾胃稍调，形肉不脱，则神气精血可以次第而相生，又何有亡阳之虞哉？此阳虚之治所当悉统于脾也。

阴虚之症统于肺

就阴虚成劳之统于肺者言之，约有数种：曰劳嗽，曰吐血，曰骨蒸，极则成尸疰。其症有兼有不兼，有从骨蒸而渐至劳嗽者，有从骨渐渐至吐血者，有竟以骨蒸枯竭而死，不待成劳嗽者，有竟从劳嗽起而兼吐血者，有竟从吐血起而兼劳嗽者，有久而成尸疰者，有始终只一症而或痊或毙者。凡此种种，悉宰于肺治。所以然者，阴虚劳症虽有五劳七伤之异名，而要之以肺为极则。故未见骨蒸劳嗽吐血者，预宜清金保肺；已见骨蒸劳嗽吐血者,急宜清金保肺;曾经骨蒸劳嗽吐血而愈者,终身不可忘护肺。此阴虚之治所当悉统于肺也。

虚症有六因

虚症有六因:有先天之因,有后天之因,有痘疹及病后之因,有外感之因,有境遇之因,有医药之因。

因先天者,指受气之初,父母或年已衰老,或乘劳入房,或病后入房,或妊娠失调,或色欲过度,此皆精血不旺,致令所生之子夭弱。故有生来而或肾或肝心或脾肺,其根蒂处先有亏,则至二十左右易成劳怯。然其机兆必有先现,或幼多惊风,骨软行迟;稍长,读书不能出声,或作字动辄手振,或喉中痰多,或胸中气滞,或头摇目瞬,此皆先天不足之征。宜调护于未病之先,或预服补药,或节养心力。未可以其无寒无热,能饮能食,并可应接世务而恃为无惧也。即其病初起,无过精神倦怠,短气少力,五心烦热而已,岂知危困即在眉前也。

因后天者,不外酒色、劳倦、七情、饮食所伤。或色欲伤肾而肾不强固,或劳神伤心而心神耗惫,或郁怒伤肝而肝弱不复调和,或忧愁伤肺而肺弱不复肃清,或思虑伤脾而脾弱不复健运。先伤其气者,气伤必及于精；先伤其精者，精伤必及于气。或发于十五六岁，或二十左右，或三十上下。病发虽不一，而理则同归耳。

因痘疹及病后者，痘乃先天阳毒，疹乃先天阴毒。故痘宜益气补中，则阳毒之发也净，而终身少脾病；疹宜清散养荣，则阴毒之发也彻，而终身少肺病；苟致失宜，多贻后患。故凡后此脾泄胃弱，腹痛气短，神瘁精亏，色白足痿，不耐劳动，不禁风寒，种种气弱阳衰之症，皆由痘失于补也。凡肺风哮喘，音哑声嘶，易致伤风咳嗽等类，种种阴亏血枯之症，皆由疹失于清也。至于病后元气尚亏，更或不自重命，以劳动伤其气，以纵欲竭其精，顷间五脏齐损，恒致不救，尤宜慎之。

因外感者，俗语云：伤风不醒结成痨。若元气有余者，自能逼邪使出；或肾精素厚，水能救母；或素无郁火、郁热，则肺金不得猝伤。若此者，不过为伤风咳嗽，年老者则为痰火而已，不至于成痨也。若其人或酒色无度，或心血过伤，或肝火易动，阴血素亏，肺有伏火，一伤于风，火因风动，则痨嗽之症作矣。盖肺主皮毛，风邪一感于皮毛，肺气便逆而作嗽。似乎伤风咳嗽，殊不经意，岂知咳久不已，提起伏火，上乘于金，则水精不布，肾源以绝。且久嗽失气，不能下接沉涵，水子不能救金母，则痨嗽成矣。

因境遇者,盖七情不损,则五痨不成,惟真正解脱,方能达观无损,外此鲜有不受病者。从来孤臣泣血,孽子坠心,远客有异乡之悲,闺妇有征人之怨,或富贵骄泆滋甚,或贫贱而窘迫难堪,此皆能乱人情志,伤人气血。医者未详五脏,先审七情,未究五痨,先调五志,大宜罕譬曲喻,解缚开胶。荡泆者,惕之以生死;偏僻者,正之以道义;执着者,引之以洒脱;贫困者,济之以钱财。是则仁人君子之所为也。

因医药者,本非劳症,反以药误而成。或病非因感冒而重用发散,或稍有停滞而妄用削伐,或并无里热而概用苦寒,或弱体侵邪,未经宣发,因其倦怠,骤患其虚,而漫用固表滋里,遂致邪热胶固,永不得解。凡此,能使假者成真,轻者变重,所宜深辨也。

心肾论

夫心主血而藏神者也,肾主志而藏精者也。以先天生成之体论,则精生气,气生神。以后天运用之主宰论,则神役气,气役精。精、气、神,养生家谓之三宝,治之原不相离。故于滑精、梦泄种种精病者,必本于神治;于怔忡、惊悸种种神病者,必本于气治。盖安神必益其气,益气必补其精。

心肾不交

虚劳初起，多由心肾不交，或一念之烦，其火翕然上逆，天旌摇摇，精离深邃。浅者梦而遗，深者不梦而遗，深之极者漏而不止。其或症成骨痿，难于步履者，毕竟是少火衰微，别成阳虚一路，不为阴虚之症也。其单见心肾不交、滑精梦泄、夜热内热等候者，此为劳嗽之因，而未成其症也。其因心肾不交，心火炎而乘金，天突急而作痒，咯不出，咽不下，喉中如有破絮粘塞之状，此劳嗽已成之症也。

心肾不交与劳嗽总论

在心肾不交之初，或梦泄滑精，体倦骨痿，健忘怔忡，或心脾少血，肝胆动焰，上冒下厥。种种诸症，但未至伤肺络、成蒸热者，可用养心丸或归脾丸主之。其养心丸内以石莲、肉桂交心肾于顷刻，归脾丸内以龙眼、木香甘温辛热之品，直达心脾，主补中而生血，引经文主明下安之义，以补火为治。故凡火未至于乘金，补火亦是生土之妙用，而何虑乎温热之不可从治也哉！若夫阴剧阳亢，木火乘时，心火肆炎上之令，相

火举燎原之焰,肺失降下之权,肾鲜长流之用,以致肺
有伏逆之火,膈有胶固之痰,背畏非时之感,胸多壅塞
之邪,气高而喘,咳嗽频仍,天突火燃,喉中作痒,咯咽
不能,嗽久失气,气不纳于丹田,真水无以制火,于是
湿挟热而痰滞中焦,火载血而厥逆清窍,伏火射其肺
系,则能坐而不能卧,膈痰滞乎胃络,则能左而不能
右。斯时急宜清金保肺,以宣清肃之令;平肝缓火,
以安君相之位;培土调中,以奠生金之母;滋阴补肾,
以遏阳光之焰。一以中和为治,补其虚,载其陷,镇其
浮,定其乱,解其争,制其过,润其燥,疏其淹滞,收其
耗散,庶有济也。若执补火之说,用辛热之品,与彼寒
凉伤中者异病而同治,岂不殆哉!

五 交 论

　　劳嗽吐血之症,其难于脾肺之交,不必遍论五脏,
但取其要处言之。夫虚症总由相火上炎,伤其肺金。
而相火寄于肝肾,故余于清金之外,再加白芍酸敛以
收之,丹皮辛润以抑之。二物能制木之过,又能滋水
之枯,此治金木之交也。至于木得火势而上乘于金,
金失降下之令,已不能浚水之源,木强土受其克,水寡
于畏,亦乘风木之势而上乘,淆混于胸膈而为痰涎,壅

塞胶固稠腻不可开，以碍清肃之化。此因木土不交，水又乘之而肆虐。粗工每以陈、半、香、朴治痰之标，殊不知此乃水乘木火而上泛为痰，比之杂症二陈所主之痰，天渊不同。余但于清金剂中，加牛膝、车前、泽泻以导水下行，土自安位，金水平调，天地清肃矣。此调木土之交及水土之变也。

吐血论

有不从劳嗽，而吐血先之者，心火，肝木之为病主也。然又煎厥、薄厥之分。煎厥者，从阴虚火动，煎灼既久，血络渐伤，旋至吐血，其势较缓。薄厥者，薄乃雷风相薄之薄，心热为火，火热为风，风火相薄，厥逆上冲，血遂菀乱涌出，其势较急。煎厥单动于心火，不得风助，故无势而缓。薄厥兼动于肝火，火得风助，故有势而急。大抵性急多盛怒者，往往成薄厥。且是症也，又当防其瘀血渗入肺系，郁而不散，以至积阳为热，积阴为疰，喘嗽交加，病日以深，而成劳嗽也。大凡治吐血，宜以清金保肺为主，金令既肃，肝木得其平，而火自不敢肆。至于骨蒸之久，煎灼真阴，火炎伤肺，亦宜急救化源，庶乎水得所养而火渐熄，不至为劳嗽之渐也。

红·症·初·治法

吐红薄厥之症,初治用犀角地黄汤不效者,以犀、地虽有凉血止血之功,而其力尚缓故也。凡吐血正涌之时,法宜重在止血,宜以炒蒲黄、炒侧柏叶、棕灰三味为主,佐以紫菀、犀角、地黄、白芍之类。若血势过盛不止者,再用清金散、碧玉丹,一坠其火即降。更不止,再加童便。甚至血势涌溢,并汤药无隙可进者,须以热酒濯其两足,自能引火下行而血渐止,然后投以上药可也。

劳嗽症论

余于劳嗽症,尝列四候以为准。夫四候者,肺有伏逆之火,膈有胶固之痰,背畏非时之感,胸多壅塞之气。然此四候,以肺火伏逆为主,余三候则相因而至。盖肺为五脏之天,司治节之令,秉肃清之化,外输精于皮毛,内通调乎四渎,故饮食水谷之精微由脾气蒸发以后,悉从肺为主,上荣七窍,下封骨髓,中和血脉,油然沛然,施于周身,而何痰涩之可成哉!惟肺为火薄,则治节无权,而精微不布于上下,留连膈膜之间,滞而为痰,痰老则胶固而不可解,气无以宣之也。又肺主皮毛，外行卫气，气薄而无以卫外，则六气所感，怯弱难御，动辄受损，则本病而复标邪乘之。或本火标风，则风助火势，而清火易滞其气，驱风必燥其营；本火标寒，则寒火结聚，而散寒则火煽，降火必寒收；本火标暑，则暑火同气；本火标湿，则湿火交煎。虚劳一遇此等标邪触发，或兼伤寒，或兼疟痢，必至轻者重而重者危。故于时已至而气未至，时未至而气先至，或至而太过、至而不及等，皆属虚风贼邪，所急宜防之也。胸者，心肺交加之部，火炎攻肺，而气不得以下输，则气多壅塞，尤不当以宽胸理气之剂开之。总之，肺气一伤，百病蜂起，风则喘，痰则嗽，火则咳，血则咯，以清虚之脏，纤芥不容，难护易伤故也。故于心肾不交之初，火虽乘金，水能救母，金未大伤者，预当防维清肃之令，以杜其渐，而况劳嗽已成，可不以保肺为治哉！

劳嗽初治法

劳嗽初起时，多兼表邪而发。盖肺部既亏，风邪乘虚而入，风寒入肺，化为火邪，邪火与内火交灼，则肺金愈伤，而咳嗽因之不止。庸医但知劳嗽为内脏本病，而骤以芪、术益其气，归、地补其血，甚以白芍、五味、枣仁敛其邪，则邪气深滞腠理，胶固而难拔矣。

余凡遇此症,先以柴胡、前胡清理表邪,及桔梗、贝母、兜铃之类清润而不泥滞者,以清理肺金。或六七剂后,方用清凉滋阴之品,以要其终。但柴胡可多用几剂,前胡止可用一二剂。若表邪一清,柴胡亦须急去也。

干咳嗽论

干咳者,有声无痰,病因精血不足,水不济火,火气炎上,真阴燔灼,肺脏燥涩而咳也。丹溪云:此系火邪郁于肺中而不能发,水火不交所致,宜补阴降火。症从色欲来者,琼玉胶最捷。午后咳,阴虚也;黄昏咳,火气上感于肺也。

咳嗽痰中带血珠血丝

此症大约皆从郁火伤肺,肺金受邪,不能生水,水火不相济,则阴火亢阳,而为痰血凝结,火载上逆,乃煎厥之渐也。多因志节拘滞,预事而忧,或郁怒伤肝,或忧愤伤心,不能发泄而成。若不早治,肺金受伤之至,火盛血逆,成块成片,夹痰而出,有时无痰而出,轻则见于清晨,甚则时时频见。或拂郁愤怒,则随触随见,即煎厥也。不急治,则为薄厥,而病笃矣。

论劳嗽吐血能治不能治大旨

血症生死之辨，以大肉不消者，其病轻；大肉渐消者，其病重；若大肉脱尽者，万无生理。倘虚热已退，红症已止，痰嗽皆除，而大肉未消，或既消而脾胃犹强，药食滋补，大肉渐渐长起，则犹可治。设使仍前不长者，断然不可治。即使饮食自健，亦不过迁延时日而已。每见患怯之人，起居如常，正当进膳之时，执匕箸而去者，即此症也。凡患此症者，如心性开爽，善自调养，又当境遇顺适，则为可治；若心性系滞，或善怒多郁，处逆境而冤抑难堪，处顺境而酒色眷恋，又不恪信医药，死何疑焉。

虚劳内热骨蒸论

虚劳发热，皆因内伤七情而成。人之饮食起居，一失其节，皆能成伤，不止房劳一端为内伤也。凡伤久则荣卫不和而发热，热变蒸，蒸类不一，凡骨、脉、皮、肉、五脏、六腑皆能作蒸。其源多因醉饱后入房及忧思劳役，或病饮食失调，暨大喜、大怒、大痛、大泪、严寒、酷暑、房劳，不能调摄，邪气入内而成注。注之为言,住也。外邪深入,连滞停住而不能去也。注不治则内变蒸,蒸失治则咳嗽、吐痰、咳血而病危矣。故夜热、内热、虚热,为虚劳之初病;骨蒸、内热、潮热,则虚劳之本病也。宜及时调治,毋使滋蔓。治法以清金、养荣、疏邪、润燥为主,则热自退矣。

虚火伏火论

诸火可补火,诸热不可补火。又他脏有虚火可补火,肺脏有伏火不可补火。斯言实发前人未发之旨。何谓诸火可补火? 火者,虚火也。谓动于气而未着于形。其见于症,易升易降,倏有倏无。其发也,尽有燎原之势,或面红颊赤,或眩晕厥冒,种种不同,而皆可以温润补肾之剂,以收其浮越,而引归于性根命蒂之中,补之可也。何谓诸热不可补火? 热者,实热也。谓其先动于气,久而渐着于形,如烧热之物相似。其见于症,有定时,无定处,无升降,无变迁。其夜间准热、日间不热者,为夜热;其里面恒热而皮肤未热者,为内热;其热如在骨髓间蒸出而彻于皮肤者,为骨蒸劳热。此种种蒸热,有清法,无温理,补之不可也。何谓他脏有虚火可补火,肺脏有伏火不可补火? 盖肺与四脏有别。如肝肾龙雷之火可补而伏,脾胃寒格之火可补而越,心家虚动之火可补而定。惟肺之一脏属金,金畏火克,火喜铄金,故清肃之脏最畏火,此言其脏质也。肺居膈上,其气清,其位高,火若上冲则治节失令,而痰滞气塞,喘嗽交加,故至高之部极畏火,此以部位言之也。然或偶然浮越之火,犹不犯此禁,独至伏逆之火,出于阴虚阳亢,火乘金位,谓之贼邪。以其火在肺叶之下,故名伏;以其火只星星,便能使金令捍格,故名逆。凡若此者,症必胶痰固膈,吸短呼长,脉必细而数。细为血脉,数为火胜。此在少年为劳嗽之根,四十以外为血虚痰火之兆。宜用清法,无用温理,其断不可补者也。

遗精梦泄论

精虽藏于肾,而实主于心。心之所藏者神,神安则气定,气为水母,气定则水澄,而精自藏于命门。其或思虑过度,则火水不交,快情恣欲,则精元失守。所以心动者神驰,神驰则气走,精逐而流也。且心主血,心血空虚,则邪火上涌,而淆其灵舍,于是神昏志荡,天精摇摇,淫梦交作,而精以泄。其甚者,不待梦而时泄。此时以降火之法治之,而火不可降,即以龙骨、牡蛎涩精之品施之,亦属随止随发。殊不知神不归舍,斯精不归元，故肾病当治其心，宜以养气安神为主，以润燥滋血之品为先，君火既安，相火自能从令，神清气爽，而精安有不固者哉！

人身之精，融化于周身，如树中胶汁，本无形质，至因情动摇，遂各成形质而出。其所出者，已为精之死物矣，是不独精出于肾然也。他如贪心动则津出，哀心动则泪出，愧心动则汗出，皆为精所施化，多出皆能伤精，但与遗精者相较，则感有浅深，质有厚薄，伤有轻重耳！

肾痹论

此即遗精痿症也。其初起于酒色不节，精血日竭，水火俱衰，肝风、脾湿、肾虚生寒，三气合聚而为肾痹。宗筋不能束骨节、利机关，足难步履，腰背难以俯仰，坐卧难支，总因倾尽真元，而筋骨日痿也。法宜清气安神，以养心脾之血，润燥滋血，以归肝肾之阴。

白浊白淫论

白浊、白淫，从新久定名。初出茎中痛而浓浊如膏，谓之白浊。久之不已，精微弱而薄，痛亦渐减，至后闻淫声，见女色而精下流，清稀而不痛，则谓之白淫也。白浊全属火，至白淫，则火衰而寒胜矣。此因肾家元气降而不升，故粘丝带腻，马口含糊而不已。治法宜回阳气而使上升，固其精元而不使下陷，则病自止矣。外此有症非属虚而湿热下注者，宜从丹溪治法。又有所求不遂，志意郁结而精泄，及气虚人精失气而遗者，皆非虚病也。

女人虚劳

女人虚劳，有得之郁抑伤阴者，有得之蓐劳者，有得之崩带者。其郁抑伤阴，虽以调肝为急，终是金能克木。蓐劳、崩带，虽以补肾为急，终是金能生水。此阴虚成劳，总不离乎清金以为治也。蓐劳非即是劳嗽，蓐劳重，然后伤肺，而劳咳以成。治当以归脾、养荣兼清金主之。别有气极一种，短气不能言者，却不在阳虚例，乃肺病也，此症虽陈皮亦在所忌。

尸疰传尸劳等症

夫劳极之候，血虚血少，艰于流布，甚至血不脱于外，而但蓄于内，蓄之日久，周身血走隧道悉痹不流，而营分日虚,于是气之所过,徒蒸瘀血为热,热久则蒸其所瘀之血,化而为虫,遂成尸疰瘵症。其或因湿火蒸化,或因死痰渗入清窍而成,皆是类也。自此竭人之神气,养虫之神气,人死则虫亦死,其游魂之不死者,传亲近之一脉,附入血隧,似有如无,其后虫日荣长,人日凋瘁,而命随以毙。故传尸劳又与尸疰症不同,尸疰因虚损而成;若传尸则在素无虚损之人,一传染即现出劳怯候,或发热、骨蒸,或咳嗽、吐血、唇红、面青等症者是。所传亦分五脏,在脾肠癖,在心吐血,在肝与肺则咳嗽也。治尸疰以清金养荣为本,其杀虫断祟,当以獭肝、獭爪、熊指、啄木等丹治之。至犯传尸者,一见其外症唇红、面青、骨蒸、内热,饮食健啖,而人渐瘦不已者,必有虫也,治以獭爪百部丸主之。

虚劳当治其未成

患虚劳者,若待其已成而后治之,病虽愈,亦是不经风浪,不堪辛苦的人。在富贵者犹有生理,贫者终难保也。是当于其未成之先,审其现何机兆,中何病根,尔时即以要言一二语指示之,令其善为调摄,随用汤液十数剂,或用丸剂、胶剂二三斤,以断其根,岂非先事之善策哉!

知　节

节为节省之义。虚劳之人,其性情多有偏重之处,每不能搏节其精神,故须各就性情所失以为治。其在荡而不收者,宜节嗜欲以养精;在滞而不化者,宜节烦恼以养神。在激而不平者,宜节忿怒以养肝;在躁而不静者,宜节辛勤以养力;在琐屑而不坦夷者,宜节思虑以养心;在慈悲而不解脱者,宜节悲哀以养肺。此六种,皆五志七情之病,非药石所能疗,亦非眷属所可解,必病者生死切心,自讼自克,自悟自解,然后医者得以尽其长,眷属得以尽其力也。

知　防

虚人再经不得一番伤寒,或一番痢疾,或半年几月疟疾,轻伤风感冒,亦不宜辄受。所以一年之内,春防风,又防寒;夏防暑热,又防因暑取凉而致感寒;长夏防湿;秋防燥;冬防寒,又防风。此八者,病者与调理病人者,皆所当知。即医师亦须深明五运六气之理,每当时序推迁,气候偏重,即宜预为调摄挽救,以补阴阳造化之偏,而制其太过,扶其不足。经云:毋翼其胜，毋赞其复，闲其未然，谨其将然，修其已然。即此之谓也。

二　护

寒从足起，风从肩俞、眉际而入。病者常护此二处，则风寒之乘于不意者少矣。其间有最紧要者，每当时气不佳之际，若肩背经络之间，觉有些少淅沥恶寒，肢节痿软拘束，周身振颤，立身不定光景，即刻断食一周；其稍重者，略散以煎剂，自脱然而愈。若时气初染，不自觉察，再加以饮食斗凑，经邪传里，轻者蒸灼几日，重者恒致大害。

三　候

前者四季之防六气，本而防标之说也。若夫二十四候之间，有最与本症为仇者，其候有三：一为春初，木盛火升；一为仲夏，湿热令行；一为夏秋之交，伏火铄金。此三候中，如有一候未曾透过，虽嗽平吐止，火降痰宁，病者怡然，以为无事矣，而不知气候之相克，有在于寻常调燮之外者，一交三候，遂与本症大逆，平者必复，复者必深，深者不救。是惟时时防外邪,节嗜欲,调七情,勤医药,思患而预防之,方得涉险如夷耳!

二　守

二守者,一服药,二摄养。二者所宜守之久而勿失也。盖劳有浅深,治有定候。如初发病尚轻浅,亦有不药而但以静养安乐而自愈。稍重者,治须百日或一年,煎百剂,丸二料,膏一服,便可断除病根。至于再发,则真阴大损,便须三年为期。此三年间,起于色者节欲,起于气者慎怒,起于文艺者抛书,起于劳倦者安逸,起于忧思者遣怀,起于悲哀者达观,如是方得除根。至于三发,则不可救矣。且初发,只须生地、玄参、百合、桔梗之类,便可收功。至于再发,非人参不治。是在病者之尽其力而守其限,识所患之浅深近久,量根本之轻重厚薄而调治之,易躁急取效,勿惜费恣情,勿始勤终怠,则得之矣。

三　禁

治劳三禁,一禁燥烈,二禁苦寒,三禁伐气是也。盖虚劳之痰,由火逆而水泛,非二陈、平胃、缩砂等所开之痰；虚劳之火，因阴虚而火动，非知、柏、芩、连、栀子等所清之火；虚劳之气，由肺薄而气窒，非青、枳、香、蔻、苏子等所豁之气。乃至饮食所禁，亦同药饵。有因胃弱而用椒、胡、茴、桂之类者，其害等于二陈；有因烦渴而啖生冷鲜果之物者，其害同于知、柏；有因气滞而好辛辣快利之品者，其害甚于青、枳。此三禁不可不知也。

四　难

一家中如父母慈、兄弟友、夫妇挚而有别，僮仆勤而不欺，此四者在人而不在己，在本家而不在医师，故曰难也。夫治劳之浅者，百日收功；稍深者，期年为限；更深者，积三岁以为期。其日逾久，则恩勤易怠，其效难期，则厌弃滋生。苟非金石之坚，难免啧室之怨。一着失手，满盘脱空。虽非医师之过，而为医者亦不可不知也。

劳伤非弱症

有平时心肾不亏，并无弱症，偶有房劳，猝然呕血者，其血从胃中来，不得以怯症论治，宜以分理安胃为主。不必用黄芩、花粉、玄参等药之凉,亦不必用黄芪、白术、山药之补,只须柴胡、贝母、桔梗、泽泻、丹皮、白芍、麦冬之类治之。更有劳伤筋力而得者,只宜调其胃气而自愈。

呕血见血非弱症

往往有人患呕血甚多,医者遂认为弱症,误也。此先伤于怒,怒气伤肝,肝脏原有血积于中,后伤于寒,寒入胃,故呕吐,呕吐伤气,气带血而暴厥耳! 是不可与怯症之血同论。当于治呕药中,加楂肉先行其瘀,止其吐,后再徐调其他症,自可万全也。

伤寒见血非弱症

有劳倦伤血,瘀积胃络,兼受风寒,寒邪迫血,火不能降,以致吐血、衄血,不可以弱症施治。若误投凉剂,则寒愈结而血难止。只宜散其风寒,少加调血归经之品,使邪外泄而火下降,则血自止矣。或问何以辨之? 曰: 头痛、恶寒、战栗、手足逆冷,而其人素无虚症,如虚火上炎,不足之候,身体不瘦,突然而起者是也。

肠风便血不同怯症

每见先天不足之人，得肠红便血之症，不肯自认为劳怯，且以为轻病而不治，久久至气血尽而不治者甚多。不知虚弱之人，饥饱劳役，风、寒、暑、湿乘虚而入，兼之酒色太过，湿滞中州，元阳下陷，客风肠火，流入肠胃，气滞血凝，腐败溃乱，而成土崩河决之势，若不速治，将成大患。治法如何？曰：不过散其风、燥其湿、宽其肠、行其气、活其瘀、止其血、升其陷而已。散风用炒黑防风、荆芥为主。此二味，生用则能散风于上部，炒用则散风于二肠，荆芥尤为要药。宽肠行气，以炒枳壳为主。止血，以炒黑蒲黄、醋炒地榆为主。行瘀，以紫菀为主，兼有调血归经之妙。升陷，以升麻、柴胡为主。燥湿，以白术、泽泻、茯苓为主。风散、湿除、气行、瘀散，元阳生发，则病自愈。能节劳戒气，贬酒却色，善自调摄，且知起居服食禁忌，自不复发。更兼以调和气血，补助先天之剂投之，与虚劳血症收功之法同治，终身可以无患。

阳 虚 阴 症 辨

有男子脾肾气虚,腰膝无力,目眩耳鸣,形体憔悴,溏泄无度,饮食少进,步履艰难,似乎阴虚弱症而非也。何以辨之?曰:不咳嗽,不内热骨蒸,不潮热吐红是也。然其脉必软缓微弱,虚寒之极。治法当回阳返本、健脾益胃、交补心肾为主,则寒谷阳回,万物发生矣。

软 懒 症 辨

有一种软懒之症,四肢倦怠,面色淡黄,或膈中气满,不思饮食。其脉沉迟涩滞,软弱无力。或表气不清,恶寒发热。当其寒,则脉愈加沉涩;当其热,则脉微见细数。或传里内热,则脉气沉洪或洪数。总之,定带软弱不清之象。此内伤兼外感,其邪只在肌表筋骨之间,未深入脏腑,其所感尚轻,故不成伤寒、疟、痢等疾,而为此软弱因循之症也。久久不治,成硬头黄者居多。若脾虚湿胜者,则成黄肿。若肺气不足者,流入清虚之府,则壅为痰嗽。若血少者,迁延岁月,则成内热,或五心烦热,日晡潮热,渐似骨蒸劳热矣。此症大都得藜藿穷檐之辈，间有膏粱之人，因房劳不节，或窃玉偷香，恐惧忧惊，或埋首芸窗，用心过度，或当风取凉，好食生冷，致风寒传染，郁而不散，乃内伤兼外感而成，其外象酷似弱症。若察症不的，初起据投以凉剂、补药，则邪正混淆，不得清彻，以致寒邪闭遏，郁于络，络而为内热，遂成真病。人家子弟患此类，多讳疾忌医，不便以直告人，自认虚弱，见医者投以清理散邪之品，反不肯服，所以难治，亦难辨也。然则何以辨之？曰：头不痛，身不热，不烦嗽，不唾血，但腿痠脚软，蒸蒸内热，胸中邪气隔紧，食不易饥，与之食则食，不与亦不思，或今日思此物，明日即不喜，又思别物适口，如怯症之尝食劳也。治法：当其未入里时，宜和解分消，托之使出，用八物汤加减，去黄芩，加前胡、山楂、陈皮之类。湿胜有痰者，重以二陈汤，禀气厚者，加枳壳。用此数剂，邪自解散。若邪已入里，难从肌表散去，则宜重在分消，使邪从小便而出。表里既清之后，唯以养气、养血之品，培其本源。若起于忧惊思虑者，以交固心肾之药要其终，则霍然矣。玉芝云：外感软懒之症，切不可发汗，汗之则虚晕欲倒，以其兼内伤重也。治宜柴胡、防风、葛根、苏梗、陈皮、山楂、枳壳、泽泻等味主之。小便不利者，加车前。质弱者，去枳壳。数剂后加丹参，再后加当归。若脾虚下泄者,稍加燥味。若血虚内热者,少加丹皮、地骨皮。此症虽以百日为期,若未及百日而不肯服药者,变成黄症矣。

老年怯症难治说

谚有少无风瘫老无痧之说。故中年以后,人往往有劳嗽、吐血、咳血症,不肯自认为怯症,曰:不过是血虚痰火而已。不知少年精血易生,老年气血易亏,精力不长,病此更难得愈。然则施治有老少之别乎?曰:少年之病难治而易愈,老年之病易治而难愈。所以易治者,为其相火易衰,色心已淡,性气已灰,怒气少动故也。若二者不戒,死期更促耳!至于治法,则从同也。

理虚元鉴

卷　下

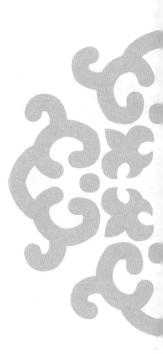

虚劳本治方

归养心脾汤　治梦遗滑精。

人参　黄芪　白术　芡实　北五味　甘草　生地
枣仁　茯神　当归身　山药

参固气，气固则精有摄而不遗；生地滋阴，阴
滋则火有制而不浮越；当归养血，芡实固肾，茯神、
枣仁安神宁志，芪、术、药、草补气调中。气旺神昌，
则精固而病自愈。遗甚加萸肉、莲须，思虑过度
加莲肉，不禁加石莲、金樱膏，足痿加牛膝、杜仲、
龟版胶。

归养心肾丸

生地　熟地　黄芪　白术　山药　芡实　茯神
枣仁　归身　萸肉　五味　甘草

炼蜜丸，空心白汤送下三钱。

二地滋阴，当归养血，茯神、枣仁补心，芪、术、
药、草调气补中，五味、芡实固精滋肾。气虚加人
参，久遗加杞子、金樱，漏滑加莲须、芡实，心火盛
加石莲，寒精自出加苁蓉、鹿茸、沙苑、菟丝，泄泻
加泽泻、莲肉，腰膝软弱，艰于步履加牛膝、杜仲、
龟鹿胶。

养心固本丸

玄武胶 红曲炒珠 鹿角胶 红曲炒珠 萸肉 杞子 人参 黄芪 石莲肉 白术 甘草 枣仁 地黄 怀牛膝

内石莲,将肉桂一钱同煮一日,去肉桂,用炼蜜丸,收功固本药也。

养心固肾汤　治漏精。

生地　当归　茯神　山药　芡实　萸肉　陈皮 甘草　五味　石莲肉

河水煎,空心服。

桑螵蛸散　治遗精漏不止。

桑螵蛸一味,烙为末,酒浆调服一钱。三四服即止。

补元汤　治肾痹。

生地　杞子　黄芪　白术　杜仲　牛膝　山药 茯苓　当归　甘草

不拘时服。

清热养荣汤　治虚劳内热骨蒸。

柴胡　丹皮　地骨皮　生地　当归　白芍　玄参 茯苓　麦冬肉　生甘草

灯心三十寸,河水煎服。

加味固本胶

生地　熟地　桔梗　茯苓　天冬肉　玄参　川贝 百合　阿胶　紫菀　麦冬肉　甘草

白蜜二斤,收胶。

集灵胶

天冬　麦冬　生地　熟地　玄参　桔梗　甘草

白蜜五斤,收胶。

清金养荣丸

生地　麦冬肉　花粉　川贝　玄参　白芍　茯苓
地骨皮　丹皮　甘草

内生地,将薄荷汤煮烂,捣胶,同蜜为丸。

清金甘桔汤　治干咳嗽。

桔梗　川贝　麦冬肉　花粉　生地　玄参　白芍
丹皮　粉甘草　灯心

河水煎。

清金百部汤　治虚劳久嗽。

桔梗　玄参　川贝　百部　生地　麦冬　丹皮
白芍　甘草生　地骨皮　灯心

喘急加白前、海粉、竹茹,如痰吐稠粘,脾肺火盛,
加清金散、竹茹、花粉。

清金加减百合固金汤

百合　桔梗　川贝　桑皮　杏仁　花粉　麦冬
茯苓　陈皮　生甘草

大圣药

春加佛耳草,即面兼头,立夏日采取为饼。夏加

苎麻根,秋加金沸草,冬加款冬花,发热加柴、前二胡,咽痛玄参、射干,素有血症生地、丹皮。

固金养荣汤

桔梗　桑皮　川贝　茯苓　百合　杏仁　陈皮　甘草

生地四两,荷叶汤煮烂捣膏,同蜜为丸。此方与百合固金汤,为治血虚痰火主药。

清金甘桔汤　治咳嗽痰中带血丝血珠。

桔梗　生地　白芍　丹皮　麦冬　玄参　川贝茯苓　阿胶　甘草

此方中加紫菀、犀角,名胶菀清金汤,治咳嗽痰中夹血。为丸,治咳嗽痰中夹血珠、血丝、血片。去生地、桔梗,加地骨皮、百部,名胶菀犀角汤,治劳嗽吐血。

加味犀角地黄汤

犀角　生地　赤芍　丹皮　蒲黄

灯心三十寸,荷叶一大张,煎汤代水。

琼玉胶

生地　茯苓　人参

各等分,蜜收。

固本肾气丸　治阳虚。

人参　黄芪　白术　茯苓　当归　生地　炙草枣仁　煨姜　鹿角胶

还元丹　亦治阳虚。

远志　杜仲　牛膝　补骨脂　山药　茯神　锁阳
五味　杞子　山萸肉　熟地　菖蒲

炼蜜为丸，淡盐汤下。

獭爪丸　治传尸劳。

獭爪醋炙为末　獭肝阴干　败龟版　银胡　百部
沙参　生地　桔梗　地骨皮　丹皮　麦冬　甘草

共为末，每以五分或七分投入煎剂，或丸或胶，加
入潜使服，勿令病者知觉。

百部清金汤　传尸劳。

百部　骨皮　人参　麦冬　桔梗　生地　丹皮
芍药　茯苓　甘草

治虚药讹一十八辨

人参　外感风邪，元气未漓审用。

人参大补元气，冲和粹美，不偏不倚，故在阴补阴，
在阳补阳，能温能清，可升可降，三焦并治，五脏咸调，
无所不可。故其治病也，除元气充实、外感有余、无事
于补者，则补之反成壅塞，所谓实实也。若夫虚劳之
病，或气血、阴阳、水火、寒热、上下诸症，与夫火、痰、燥、
湿、滞、胀、吐、利、冒厥、烦渴及胎前、产后、痘疹、久病、病
后，一经虚字，则无不宜，而不可少。此人参之所以能

回元气于无何有之乡,而其功莫大也。自东垣、丹溪先后发明,并无异议。庸医不察,执节斋之瞽说,以为人参补阳,沙参补阴,若补阳则助其火,甚至云虚劳人服参者,必至不救。以致举世畏参如砒鸩而不敢试,岂不误哉!

黄柏、知母　禁用。

《丹溪心法》有云:虚损吐血,不可骤用苦寒,恐致相激,只宜琼玉胶主之。何事首尾矛盾?又载三补丸,以芩、连、柏三味主之,大补丸以黄柏一味主之,乃至滋阴百补丸,知、柏并用。后之学者宗之,凡遇虚劳咳嗽、吐血、虚火、虚热之疾,皆以知、柏二味,以为清火滋阴。殊不知虚劳之火,虚火也,相火也,阴火也。即丹溪云:虚火可补,人参、黄芪之属。相火系于肝肾之间,出入于甲胆,听命于心君。君火明,则相火伏。若君火不明,则相火烈焰冲天,上感清虚之窍,耳聋、鼻干、舌痛、口苦、头晕、身颤,天突急而淫淫作痒,肺叶张而咳嗽频仍。当此时也,惟有清气养荣,滋方寸灵台之雨露,以宁膻中之烦焰,则甲胆乙肝之相火,不扑而自灭矣。阴火者,龙雷之火也,起于九泉之下,遇寒水阴瞳,则其焰愈腾,若太阳一照,自然消陨。此三火者,皆无求于降火滋阴,亦何事乎知、柏,而用之以贻害乎!且黄柏伤胃,知母滑脾,胃伤则饮食不进,脾滑则泄泻无度。一脏一腑,乃生人之本。《经》云:得谷者昌,失谷者亡。

又曰：阳精上奉，其人寿；阴精下降，其人夭。今以苦寒伤胃，岂非失谷者亡乎？以冷滑泄脾，岂非下降者夭乎？想世用此者，意在滋阴，而不知苦寒下降多亡阴，阴亏而火易炽，意在清金，而不知中土既溃，绝金之源，金薄而水益衰。吾知用此者，未见其利，徒见其害耳！每见虚劳之人，未有不走脾胃而死者，则知、柏之厉也。

麦冬、五味　初病酌用。

治肺之道，一清一补一敛。故麦冬清，人参补，五味敛。三者，肺怯之病，不可缺一者也。然麦、味之清敛，固有道焉。盖虚劳之初起，亦有外感而成，故其初治，必兼柴、前以疏散之，未可骤加敛补，施治之次第宜然。若不知初病久病之分，或骤清、骤补、骤敛，则肺必致满促而不安，邪气濡滞，久而不彻。此非药之害，实由用之失节耳！君夫疏解之后，邪气即清，元气耗散，则当急用收敛、清补为主。舍此三物，更何求焉！况五味不但以收敛肺为功，兼能坚固心肾，为虚劳必用之药。乃在用之不当者，反咎五味酸能引痰致嗽，畏而弃之。殊不知病至于伏火乘金、金气耗越之际，除却此味，更用何药以收之耶！

泽泻　宜用。

夫肺金为气化之源，伏火蒸灼，则水道必污，污则金气不行而金益病。且水停不流，则中土濡湿而奉上无力。故余治劳嗽吐血之症，未有不以导水为先务者，每称泽泻有神禹治水之功。夫亦尝究其命名之义矣。盖泽者,泽其不足之水;泻者,泻其有余之火也。惟其泻也,故能使生地、白芍、阿胶、人参种种补益之品,得其前导,则补而不滞;惟其泽也,故虽走浊道而不走清道,不若猪苓、木通、腹皮等味之消阴破气,直走无余。要知泽泻一用,肺、脾、肾三部咸宜,所谓功同神禹者此也。古方用六味丸,用之功有四种,《颐生微论》论之极详。庸医不察,视为消阴损肾之品,置而不用,何其谬甚。

桑皮　宜用。

桑白皮,清而甘者也。清能泻肝火之有余,甘能补肺气之不足。且其性润中有燥,为三焦逐水之妙剂。故上部得之清火而滋阴,中部得之利湿而益土,下部得之逐水而散肿。凡虚劳症中,最忌喘、肿二候。金逆被火所逼,高而不下则为喘;土卑为水所侮,陷而失堤则为肿。喘者,为天不下济于地;肿者,为地不上交于天。故上喘下肿,天崩地陷之象也。是症也,惟桑皮可以调之。以其降气也,故能清火气于上焦;以其折水也,故能奠土德于下位。奈何前人不察,以为性不纯良,用之当戒。不知物性有全身上下纯粹无疵者,惟桑之与莲,乃谓其性不纯良,有是理乎!

桔梗　宜用。

夫肺如华盖,居最高之地,下临五脏,以布治节之令。其受病也，以治节无权，而气逆火升，水涎上泛，湿滞中州，五脏俱乖，百药少效。惟桔梗禀至清之气，其升浮之性兼微苦之味。至清，故能清金；升浮，故能载陷；微苦，故能降火。实为治节君主之剂，不但引清报使而已。此味升中有降，以其善清金，金清自能布下降之令故也。清中有补，以其善保肺，肺固自能为气血之主也。且其质不燥不滞，无偏胜之弊，有十全之功，服之久，自能清火消痰，宽胸平气，生阴益阳，功用不可尽述。世之医者，每畏其开提发散，而于补中不敢轻用、多用，没其善而掩其功，可惜也！

丹皮、地骨皮　宜用。

夫黄柏、知母，其为倒胃败脾之品，固宜黜而不录矣。然遇相火烁石流金之际，将何以处此？曰：丹皮、地骨皮平正纯良，用代知、柏，有成无败。丹皮主阴抑火，更兼平肝。骨皮清火除蒸，更兼养肺。骨皮者，枸杞之根也。枸杞为补肾之要药，然以其升而实于上也，但能温髓助阳，虚劳初起，相火方炽，不敢骤用。若其根伏而在下，以其在下也，故能资肾家真水；以其皮，故能舒肺叶之焦枯，凉血清骨，利便退蒸，其功用较丹皮更胜。且其味本不苦，不致倒胃；质本不濡，不致滑脾。施治允当，功力万全。有知、柏之功而无其害，最为善品。

生地　宜用，初病审用。

世人以生地为滞痰之物，而不敢轻用，是不知痰之随症而异也。杂症之痰，以燥湿健脾为主。伤寒之痰，以去邪清热、交通中气为主。惟虚症之痰，独本于阴虚血少，火失其制，乃上克肺金，金不能举清降之令，精微不彻于上下，滞而为痰作咳。治宜清肺，则邪自降；养血，则火自平。故余于清金剂中，必兼养营为主。营者，血也。阴者，水也，润下之德也。清金若不养营，如吹风灭火，风势愈逆，烈焰愈生。清金养营者，为引水制火，沾濡沴漫，烟气永息。故桔梗、桑皮、贝母之类，清金之品也。生地、丹皮、当归之类，养营之品也。而养营剂中，又以生地为第一。以生地治杂症之痰，则能障痰之道，能滞化痰之气，且其力滋补，反能助痰之成。若加之虚劳剂中，则肺部喜其润，心部喜其清，肾部喜其滋，肝部喜其和，脾部喜其甘缓，而不冷不滑，故劳嗽、骨蒸、内热、吐血、咯血剂中，必无遗生地之理。除劳嗽初起，客邪未清，痰嗽盛时，亦暂忌生地滞泥。若表症既除，内热蒸灼，非生地之清润以滋养化源，则生机将绝矣。若畏其滞而始终不用，乃是不明要义也。

茯苓　宜用。

有为茯苓善渗，下元不足者忌之，非也。盖茯苓为古松精华蕴结而成，入地最久，得气最厚，其质重，其气清，其味淡。重能培土，清能益金，淡能利水。惟其得土气之厚,故能调三部之虚。虚热、虚火、湿气生痰,凡涉虚者皆宜之。以其质中和粹美,非他迅利克伐者比也。夫金气清降,自能开水之源;土气调平,自然益气之母。三脏既理,则水火不得凭凌,故一举而五脏均调。又能为诸阴药之佐,而去其滞;为诸阳药之使,而宣其道。补不滞涩,泄不峻利,精纯之品,无以过之。

黄芪 宜用。

余尝说建中之义,谓人之一身,心上、肾下、肺右、肝左,惟脾胃独居于中。黄芪之质,中黄表白,白入肺,黄入脾,甘能补中,重能实表。夫劳倦虚劳之症,气血既亏,中外失守,上气不下,下气不上,左不维右,右不维左,得黄芪益气甘温之品,主宰中州,中央旌帜一建,而五方失位之师各就其列,此建中之所由名也。故劳嗽久久失气,气不根于丹田,血随气溢,血既耗乱,气亦飞扬。斯时也,虽有人参回元气于无何有之乡,究竟不能固真元于不可拔之地,欲久安长治,非黄芪不可。盖人参之补迅而虚,黄芪之补重而实,故呼吸不及之际,芪不如参;若夫镇浮定乱,返本还元,统气摄血,实表充里,其建立如墙壁之不可攻,其节制如将令之不可违,其饶益如太仓之不可竭,其御邪扶正,如兵家之前旌、中坚、后劲不可动摇,种种固本收功之用，参反不如芪。故补虚以黄芪为墙垣，白术作基址。每见服参久久，渐至似有若无，虽运用有余，终是浮弱不经风浪。若用芪、术兼补，可至风雨不畏，寒暑不侵，向来体弱者不觉脱胎换骨，诚有见于此也。除劳嗽初起，中土大伤，气火方盛，心肺虽失其和，脾胃犹主其事，此时只宜养荣为主，黄芪微滞，尚宜缓投。若久病气虚，肺失其制，脾失其统，上焉而饮食渐难，下焉而泄泻频作，此时若不用黄芪以建中，白术以实土，徒以沉阴降浊之品，愈伤上奉升腾之用，必无济也。

白术 宜用，初病审用。

虚劳初治，未有不以清金为第一义者。而清金之品，生地、阿胶、丹皮、白芍之外，又有如麦冬之清心保肺，玄参之甘寒清火，为虚劳所必须。然有一种中土素弱之人，脾胃不实，并麦冬亦微恶其冷，玄参亦且嫌其寒，久久渐妨饮食，渐陷中气。于斯时也，又宜以培土调中为主。其法在杂症门中用药颇多，惟虚症内培土之剂，止有黄芪、白术、茯苓、山药，有功而无过。夫虚劳之培土也，贵不损至高之气，故二陈之燥，平胃之烈，固万万不可；即扁豆之健脾，苡仁之胜瘴，犹未色于走血，俱未尽善。若乃四味之中，茯苓、山药虽冲和，而无峻补回生之力，即芪、术二种并用，又以术为土部专经之剂，兼为益气之品，故能培土以生金，而至高之部,胥有类也。夫术性微燥,于虚症似当缓投,然却喜其燥而不烈,有合中央之土德,且补土自能生金,如山岳之出云蒸雾,降为雨露,以濡万物,而何病燥之有哉!缪仲淳谓其燥能伤阴,殊不知伤阴为苍术、厚朴之类,岂可以白术微燥中和之品同语耶!且治法收功之时,非培中则浮火终不归根,知白术之功大矣。

柴胡　酌用。

柴胡升清调中,平肝缓脾,清热散火,理气通血,出表入里,黜邪辅正,开满破结,安营扶卫,凡脏腑经络,无所不宜。在虚劳初起,或为外感时邪,固为必须之品;至于七情所结,浸淫郁滞,有待宣通,舍此柴、前二胡,则无有秉性纯良出其右者矣。故每用些少以佐之,然后专用清源补敛之品,乃为十全。即其调理之人,中间或樱或感,亦必急用柴胡、防风、葛根等味清彻之,然后乃用补敛,庶免关门捉贼之患。但其性升散,用者当中病即止,不可多用常用耳!更有女人抑郁伤阴,与夫蓐劳之后,必当选用。盖多郁则伤元气,柴胡平肝散郁,功最捷也。后人因陈藏器一言忌用柴胡,遇内伤外感之症,将反用麻黄、紫苏等味以散之耶?

陈皮　偶用。

夫桔梗本以载气上行,而气火以平者,可见虚劳之气皆由火侵肺也。若杂症之有胸膈气滞，皆由于寒湿侵胃，故用陈皮之辛以利之，诚为至当。乃世医不察虚劳、杂症之分，但见胸口气滞，辄以陈皮理气，不知陈皮味辛而性燥，辛能耗肺气之清纯，燥能动阴虚之相火，本以理气，气反伤矣。惟清金之久，化源初动，脾气未健，胃口渐觉涎多，可少加陈皮以快之，使中宫一清，未为不可。又或时气偶来，脾胃濡泻，亦可暂用数剂，以清理之。然亦须去病则已，不宜常用。

苏子　不必用。

夫虚劳至火，既乘金之气高而不降，治宜平其火而已，不必下其气也。惟杂症之喘急而气高者，有三子养亲之说。而医者混以治劳，以为得真苏子下之，则气可平而火可降，喘可定而痰可消，不知其复也必增剧矣。惟白前一味为平喘之上品，凡擷肚抬肩，气高而急，能坐而不能卧，能仰而不能俯者，用此以平之，取效捷而元气不伤，大非苏子可比。

枳壳　不可用。

虚劳施治，曰清金，曰安神，曰培土，曰调肝，曰益肾，而惟补之一字彻乎始终。故火亦补，痰亦补，滞亦补，三焦、五脏、六腑、十二经络，无所往而不宜补者。乃有谬妄之流，一见中气塞滞，不究虚实，便用枳壳以伐之，不知虚劳治气与杂症不同，其滞也不可以利之，其高也不可以下之,其治满也不可以破之。陈皮、苏子已不当用,况枳壳、青皮乎。

杞子　酌用。

虚劳之施治有次序,先以清金为主;金气少肃,即以调脾为主;金土咸调,则以补肾要其终。故初治类多用玄参、麦冬,次渐芪、术,终治牛膝、龟、鹿胶、杞子之类,收功奏效,返本还元。凡属阴虚,未有不以此为扼要者也。然杞子之性太温,若君火未明,相火方炽,肺叶举张之时,龙雷鼓动之后,投此剂则嗽必频,热必盛,溺必涩,血必涌溢而不可止。世医每执杞子性凉之说,试问性若果凉,胡为兴阳之骤耶?

当归　审用。

夫当归之养荣以佐清金也尚矣。然其味未免于辛,其性未免于温,虽有养血之大功,亦为行血活血之品。故治吐血症者,宜待血势既定,血络稍固,君相二火咸调,然后以此大补肾水以收功。若执古人之论,谓当归命名之义,使气血各得其归,不顾血症新久而用之,亦有误处。

桂圆　审用。

龙眼大补心血,功并人参,然究为湿热之品。故肺有郁火,火亢而血络伤者,服之必剧。世医但知其补,而昧于清温之别,凡遇虚劳心血衰少,夜卧不宁之类辄投之。殊不知，肺火即清之后，以此大补心脾，信有补血安神之效；若肺有郁伏之火，服之则反助其火；或正当血热上冲之时，投此甘温大补之味，则血势必涌溢而加冲。不可不慎也。

柯　跋

　　《传》云：三折肱为良医。《楚辞》云：九折臂而
成医。《曲礼》云：医不三世，不服其药。则业医者，
贵专且久也。曾伯祖韵伯公，本诸生，精研医理，笺疏
辨论极伙，自著《来苏集》等书数种，向未梓行。表舅
祖陈时行，韵伯公嫡派，吾伯父所受业者，渊源固历历
不爽也。吾家藏书颇备，刻本、抄本若干卷，相与析疑
辨难，克穷阃奥，又与琴川杨资生先生讨论有年，凡儒
生渊博而贯通者，广资稽考。则伯父于医，原本先世，
参究明师，博访良友，冥搜曩哲，可谓专且久矣。今
《来苏集》等书已刊刻行世，是书乃绮石先生所著，亦
抄本之一，不敢自私，镌刻公世，既以阐古人之秘，亦
以表得力之自云尔！

　　　　　乾隆三十六年岁次辛卯小春朔
　　　　　　又五日侄男有田谨跋

中药方剂索引